BEI GRIN MACHT SICH IHR WISSEN BEZAHLT

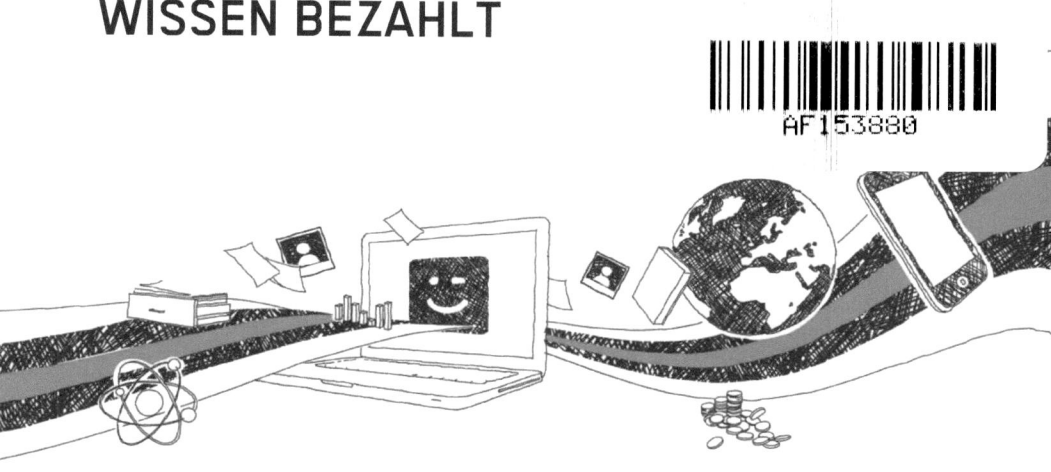

AF153880

- Wir veröffentlichen Ihre Hausarbeit, Bachelor- und Masterarbeit

- Ihr eigenes eBook und Buch - weltweit in allen wichtigen Shops

- Verdienen Sie an jedem Verkauf

Jetzt bei www.GRIN.com hochladen und kostenlos publizieren

Einfluss der Regenbogenfamilien auf die kindliche Entwicklung. Chancen und Schwierigkeiten

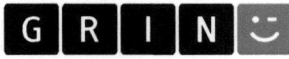

Bibliografische Information der Deutschen Nationalbibliothek:

Die Deutsche Nationalbibliothek verzeichnet diese Publikation in der Deutschen Nationalbibliografie; detaillierte bibliografische Daten sind im Internet über http://dnb.d-nb.de abrufbar.

ISBN: 9783346359643
Dieses Buch ist auch als E-Book erhältlich.

© GRIN Publishing GmbH
Nymphenburger Straße 86
80636 München

Alle Rechte vorbehalten

Druck und Bindung: Books on Demand GmbH, Norderstedt Germany
Gedruckt auf säurefreiem Papier aus verantwortungsvollen Quellen

Das vorliegende Werk wurde sorgfältig erarbeitet. Dennoch übernehmen Autoren und Verlag für die Richtigkeit von Angaben, Hinweisen, Links und Ratschlägen sowie eventuelle Druckfehler keine Haftung.

Das Buch bei GRIN: https://www.grin.com/document/994438

I. Zusammenfassung/Abstract

Das Aufwachsen von Kindern in Regenbogenfamilien wird kontrovers diskutiert; Gegenstimmen stützen ihre Argumente darauf, dass gleichgeschlechtliche Eltern einem Kind keine passende Basis für die Entwicklung bieten können. Im Fokus dieser Arbeit steht somit die kindliche Entwicklung und ob gleichgeschlechtliche Eltern Einflüsse darauf haben. Nach terminologischen Klärungen, wird auf die Möglichkeiten der Elternschaft eingegangen und rechtliche Grundlagen für Regenbogenfamilien werden dargelegt. Zur Beantworten der Frage wird auf die Geschlechtsidentität sowie die Persönlichkeitsentwicklung des Kindes eingegangen und die Eltern-Kind-Bindung wird untersucht. Desweiteren werden die Auswirkungen der gesellschaftlichen Diskriminierungen gegenüber der Regebogenfamilie in Bezug auf die kindliche Entwicklung behandelt und im Anschluss dessen werden die Handlungsmöglichkeiten der Sozialen Arbeit dargelegt. Zielsetzung der vorliegenden Arbeit ist die kindliche Entwicklung in Regenbogenfamilien zu untersuchen und es ließ sich eruieren, dass die gleichgeschlechtliche Elternschaft keine negativen Einflüsse auf das dort aufwachsende Kind hat und es konnten keine entwicklungshemmenden Faktoren in Regenbogenfamilien festgestellt werden.

Inhaltsverzeichnis

1. Einleitung

Die christlichen Wertvorstellungen fungieren noch immer als Säule der heutigen Gesellschaft, die mit der Anschauung verbunden ist, dass die Ehe von gegengeschlechtlichen Partnern geführt werden muss. Zu den alternativen Familienformen, die dieser Wertvorstellung widersprechen, gehört die Regenbogenfamilie. Die Regenbogenfamilie negiert desweiteren auch die Auffassung, dass für die Erziehung eines Kindes in der Familie zwei gegengeschlechtliche Eltern unabdingbar sind. Auf Grund dessen befinden sie sich unter einem ethisch-moralischen Konflikt, damit geht ebenfalls einher, dass das Aufwachsen des Kindes in dieser Familienkonstellation auf Bedenken stößt. Vor allem nach der Legalisierung der Ehe für homosexuelle Paare in Deutschland, die ihnen auch die Befugnis erteilt, gemeinsam Kinder zu adoptieren. Nach meiner Überzeugung hätte dieser Schritt der Gleichberechtigung ‚Ehe für Alle' schon viel früher in die Realität umgesetzt werden sollen, da dies schon seit 1948 fester Bestandteil der Menschenrechte ist (Art. 16). Die Soziale Arbeit soll, laut Silvia Staub-Bernasconi, von ihrem Auftrag her als Menschenrechtsprofession agieren; genau diese Haltung beschreibt meine eigene Motivation hinter dieser Arbeit (Staub-Bernasconi, 2007). Regenbogenfamilien, und Homosexuelle im Allgemeinen, werden immer noch diskriminiert. Gegen diese soziale Ungerechtigkeit muss die Soziale Arbeit handeln und ihren Ethikkodex wahren. Dafür muss rausgefunden werden, ob das Aufwachsen in einer Regenbogenfamilie das Kindeswohl gefährdet und wo die Chancen dieser Familienform liegen. Die vorliegende Arbeit thematisiert demzufolge die kindliche Entwicklung in einer Regenbogenfamilie und untersucht inwiefern die gleichgeschlechtliche Elternschaft Einflüsse auf ihre Entwicklung hat. Der erste Teil widmet sich der terminologischen Klärungen. Im Anschluss dessen wird zum einen die Möglichkeit der Elternschaft behandelt und zum anderen werden die rechtlichen Grundlagen für Regenbogenfamilien dargelegt. Der Fokus des 4. Kapitels liegt auf die kindliche Entwicklung und welche Einflüsse die Regenbogenfamilie darauf hat sowie inwiefern sich diese Bedenken bewahrheiten lassen. Im weiteren Verlauf dieser Arbeit gehe ich auf die Diskriminierungserfahrungen der Betroffenen ein und beleuchte was sich daraus schlussfolgern lässt für die kindliche Entwicklung. Zum Schluss wird die Soziale Arbeit in die Thematik mit eingebunden und ihre Handlungsmöglichkeiten werden dargelegt.

2. Familienformen

Aufgrund von soziodemographischen und soziokulturellen Prozessen, welche zu Veränderungen in der Gesellschaft führten, kam es zum Wandel von der Familie und deren Formen. Die klassische Kernfamilie, auch bürgerliche Kleinfamilie genannt, wurde von alternativen Lebensformen erweitert, wie z.B. der Ein-Eltern-Familie, Zeitfamilie oder auch der Regenbogenfamilie (Jungbauer, 2014).

2.1 Regenbogenfamilie

„Der Begriff ‚Regenbogenfamilie' umfasst alle Familienkonstellationen, in denen die biologischen und sozialen Eltern der Kinder in einer gleichgeschlechtlichen Partnerschaft leben." (Jungbauer, 2014, S.115). Die Bezeichnung leitet sich von der Symbolik des Regenbogens ab, der seit den 70er Jahren für die Schwulen- und Lesbenbewegung weltweit bekannt geworden ist; diese Familienform trägt jedoch nicht nur die homosexuelle Orientierung als Charakteristika für ihren Typus, sondern auch z.B. die bisexuelle Orientierung und wird daher auch in einem erweiterten Sinne LGBT-Familie bezeichnet (Irle, 2014). In Deutschland leben drei bis vier Millionen Lesben und Schwule und davon etwa die Hälfte befindet sich in einer festen Beziehung. Kinder wachsen in jeder achten gleichgeschlechtlichen Lebensgemeinschaft auf (Statistisches Bundesamt, 2006). Somit leben mindestens 50.000 bis 100.000 Regenbogenfamilien „[...] mit einem oder mehreren Kindern unter 18 Jahren [...]." (Irle, 2014, S.19). „Familie ist ein System, das es [...] in unendlich vielen Variationen geben kann [...]." (Irle, 2014, S.72). Somit ist ebenso die Regenbogenfamilie facettenreich. Zum einen gibt es die sogenannte Queerfamilie, die aus drei bis vier Personen besteht und zur Stande kommt, wenn sich Lesben und Schwule zusammentun, um eine Familie zu gründen. Zum anderen gibt es die Patchworkfamilie, in dieser Familienkonstellation stammen die Kinder aus früheren Heterozusammenhängen; dieser Familientypus ist am häufigsten vertreten. Auch Transfamilien sind ein Teil der Regenbogenfamilie und ihrer Vielfalt. In einer Transfamilie versteht sich mindestens ein Elternteil als transgender (Irle, 2014). „Auch unter homosexuellen Eltern gibt es die Konstellation der allein erziehenden Mutter bzw. des allein erziehenden Vaters."(Jungbauer,2014,S.117). Häufig ist dies jedoch eine Phase, die in eine Patchworkfamilie mündet (Irle, 2014).

2.2 Möglichkeiten zur Elternschaft

In Gleichgeschlechtlichen Partnerschaften können Kinder nicht durch den Liebesakt gezeugt werden und werden damit konfrontiert, dass sie zur Gründung einer Familie eines gegengeschlechtlichen Spenders bedürfen. Eine weitere Möglichkeit ist die Aufnahme nicht-leiblicher Kinder oder, wie bereits aufgeführt, werden Kinder in die gleichgeschlechtliche Partnerschaft mitgenommen. Nichtsdestotrotz sie den Kompromiss bilden, dass von den Paaren nur einer der leibliche Elternteil eines Kindes sein kann (Tucholski, 2010). Die biologische Elternschaft kann auf verschiedene Wege erfolgen, wobei anzumerken ist, dass „der gegengeschlechtliche Geschlechtsverkehr [...] für lesbische Frauen und schwule Männer durchaus emotionale Beeinträchtigungen mit sich bringen [kann]." (Arbo, 1991, S.160). Es gibt jedoch eine Alternative zum heterosexuellen Geschlechtsakts, nämlich durch die Insemination (Befruchtung), die Einführung des Spermas in die Vagina; welches entweder Zuhause oder beim Arzt erfolgen kann (Tucholski, 2010). Es gibt die sogenannten Yes-Spender, die damit einverstanden sind, dass das Kind, welches durch seine Samenspende gezeugt wurde, mit Vollendung des 18.Lebensjahres personenbezogene Daten einfordern darf, um von seiner Herkunft mehr zu erfahren. Bei einem No-Spender bleibt der Samenspender anonym und es wird unmöglich für das gezeugte Kind sein, den Spender zu kontaktieren (Irle, 2014). Ärzten*innen ist es erlaubt lesbischen Lebenspartnerinnen Insemination oder In-vitro-Fertilisationen durchzuführen. Der LSDV hat alle Richtlinien der Landesärztekammer überprüft und kam zu dem Ergebnis, dass lesbische Paare ein Recht auf Unterstützung zur Familiengründung haben (Gerlach, 2016). Laut der Bamberger Studie über Regenbogenfamilien wurden 42 Prozent der leiblichen Kinder in eingetragenen Lebenspartnerschaften mit Hilfe einer Samenspende gezeugt (Irle, 2014). Für schwule Männer gestaltet sich die Gründung einer Regenbogenfamilie deutlich schwieriger, denn sie finden kaum eine Frau, die bereit ist, nach der Geburt des Kindes auf das Sorgerecht zu verzichten, sodass das Kind bei dem leiblichen Vater (und seinen Partner) aufwachsen kann (Copur, 2008). Viel realistischer ist die im Kapitel 2.1 angeführte Familienkonstellation Queerfamilies, sodass sich sowohl für Mütter- als auch für Väterpaare die Möglichkeit ergibt, für das Kind als Bezugsperson zur Verfügung zu stehen (Wieners, 1999). Die biologische Elternschaft für Lesben und Schwule ist mit viel Aufwand verbunden; es ist sehr zeitaufwendig und z.B. im Falle einer Insemination auch sehr kostspielig.

„Bekommen geoutete Lesben und Schwule ein Kind, so lässt sich festhalten, dass der Nachwuchs nicht nur ein ausdrückliches Wunschkind ist, sondern man von einem regelrecht ‚erarbeiteten' Kind sprechen kann." (Tucholski, 2010, S.129). Die soziale Elternschaft bezieht sich auf den Partner, der nicht leiblicher Elternteil ist. „Weiterhin können beide Partner soziale Eltern sein, wenn sie ein Kind adoptieren oder in Pflege nehmen." (Tucholski, 2010, S. 26). Seit 2001 ist eine gesteigerte Anfrage beim Jungendamt von gleichgeschlechtlichen Partnerschafte, die ein Pflegekind aufnehmen wollen, zu beobachten (Irle, 2014). Bevor es zur Änderung der Gesetzeslage kam, welche die Ehe für Alle herbeiführte, war es äußerst schwierig für gleichgeschlechtliche Paare ein Kind zu adoptieren. Näheres dazu im folgenden Kapitel zu den rechtlichen Grundlagen.

3. Rechtliche Grundlagen

Mit dem in Kraft treten der Ehe für Alle (§1353 BGB), wurden rechtliche Stolper-steine für Regenbogenfamilien aus dem Weg geschafft. Welche Komplikationen es vor der Gesetzesänderung gegeben hat, wird im Folgenden näher dargelegt. Das Lebenspartnerschaftgesetz, welches 2001 ins Leben gerufen wurde, ermög-lichte erstmals gleichgeschlechtlichen Paaren, ihre Beziehung zu legalisiert und einzutragen (LPartG). Die Unterschiede zur Ehe von heterosexuellen Partnern bestanden jedoch weiterhin, z.B. durch die finanziell nachteiligen Regelungen, welche die eingetragene Lebenspartnerschaft als Ehe zweiter Klasse klassifiziert (Tucholski, 2010). Für lesbische und schwule Paare war es praktisch unmöglich ein Kind in Deutschland zu adoptieren, denn die Adoption eines fremden Kindes war nur Eheleuten vorbehalten. Es blieb für gleichgeschlechtliche Paare nur die Möglichkeit, ein Kind als Einzelperson zu adoptieren und die Sukzessivadoption durch die Lebenspartnerin/den Lebenspartner anzuschließen; daraus wird ersich-tlich, welchen mühsamen und langwierigen Weg gleichgeschlechtliche Partner zur rechtlich gemeinsamen Elternschaft einschlagen mussten (Gerlach, 2016). Bei einer Insemination müssen lesbische Paare eine eingetragene Partnerschaft vor-weisen und sich durch einen Behandlungsvertrag verpflichten, dass sie für das Kind aufkommen und sorgen werden (Irle, 2014). Desweiteren sind in Deutschland nur Yes-Spender zugelassen, denn jedes Kind in Deutschland ein Recht auf Kenntnis seiner Abstammung (Art. 2 GG i.V.m. Art 1 GG). Für schwule Männer ist der Weg zum Kind deutlich schwieriger, denn laut § 1 Abs. 1 Nr. 7 ESchG ist die

Leihmutterschaft und die Eizellenspende, §1 Abs 1 Nr. 2 ESchG, in Deutschland verboten. Weshalb viele schwule Männer von Leihmutterschaften im Ausland Gebrauch machen. Ab Oktober 2017 trat die Ehe für Alle in Kraft somit können gleichgeschlechtliche Eheleute gemeinsam ein Kind adoptieren.

4. Aufwachsen in einer Regenbogenfamilien

Der Fokus dieses Kapitels ist die kindliche Entwicklung und die Bedenken im Hinblick darauf, die aus der Annahme stammen, dass für eine gesunde Entwicklung zwei gegengeschlechtliche Elternteile vonnöten sind. In Bezug auf die Fragesellung wird im Folgenden überprüft, inwiefern die Familienkonstellation ‚Regenbogenfamilie' Einflüsse auf die kindliche Entwicklung hat.

4.1 Geschlechtsidentität

Bedenken werden deutlich bezüglich der Geschlechtsidentität der Kinder in Regenbogenfamilien. „Unter dem unheilvollen Einfluss des Erwachsenen [lernen] die Jugendlichen dann homosexuelle Praktiken, [kommen] schließlich nicht mehr davon los und [werden] so selber schwul." (Rauchfleisch,1997, S.53). Die homosexuelle Orientierung wird den Kindern weitergegeben, da die Eltern ihnen kein positives Beispiel der heterosexuellen Orientierung offerieren können. Desweiteren hat das Kind keine ausreichenden Kenntnisse über die eigene Geschlechtsrolle, da die Eltern gleichgeschlechtlichen sind, was wiederum zu Orientierungs- und Zugehörigkeitsproblemen führt (Jansen & Steffens, 2006). „Die Identität eines Menschen wird stark durch Werte, Normen, Gefühle sich selbst gegenüber und die soziale Interaktion innerhalb seiner Umgebung geprägt." (Tucholski, 2010, S.42). Die Kern-Geschlechtsidentität, Geschlechtsrolle und Geschlechtspartnerorientierung bilden die Geschlechtsidentität (Mertens, 1994).

Die Kern-Geschlechtsidentität: Die Identifikation der eigenen Person als weiblich oder männlich wird erfüllt, wenn eine Übereinstimmung zwischen biologische, Geschlecht und der Selbstidentifikation als Mädchen zur Stande kommt. Zur Lebenssituation von Kindern in Regenbogenfamilien wurde 2009 von dem ifb (Staatsinstitut für Familienforschung an der Universität Bamberg) im Auftrag des Bundesministeriums für Justiz eine Studie durchgeführt, die jedoch keine anormale Entwicklung für Kinder in Regenbogenfamilien feststellen konnte (Rupp, 2009). Die bisher durchgeführten Studien ließen nicht auf das Ergebnisse schließen, dass Kinder von gleichgeschlechtlichen Eltern lieber dem anderen Geschlecht angehören wollen oder Abweichungen aufweisen (Dundas & Kaufmann, 2000; Fulcher, Sutfin, Patterson, 2008; Perrin, 2002). Somit konnte nicht bestätigt werden, dass gleichgeschlechtliche Eltern nachteilige Einflüsse auf die Kern-Geschlechtsidentität des Kindes haben.

Geschlechtsrolle: Weibliche oder männliche Verhaltensweisen, welche ein Mensch im Sozialisationsprozess erwirbt (Mertens, 1994). Um herauszufinden, ob Kinder in Regenbogenfamilien ihrem Geschlecht entsprechend verhalten, befragte Patterson (1996) Kinder lesbischer Mütter im Alter von vier und neun und kam zum Ergebnis, dass diese Kinder überwiegend gleichgeschlechtliche Freunde, Spiele und Fernsehcharaktere bevorzugen, wie es für Kinder dieser Altersgruppe üblich ist: „[...] preferences for sex-role behaviour among the children of lesbian mothers studied here appeared to be quite typicsal for children of these ages." (zitiert nach Tucholski, 2010, S.47). Die Geschlechtsrollenentwicklung bei weiblichen Inseminationskindern, die in Abwesenheit eines Vaters aufgewachsen sind, zeigten ebenfalls keine signifikanten Unterschiede im Vergleich zu Töchtern aus heterosexuellen Elternschaften (Brewaeys, 1997). Bei männlichen Nachkommen lesbischer Frauen, die ohne väterlichen Kontakt aufgewachsen sind, ließ sich ein weibliches Rollenmuster beobachten. Dieser Unterschied lässt sich jedoch davon ableiten, dass die Mütter ihren Kindern versuchen beizubringen, Gefühle von anderen Menschen zu erkennen und achten (MacCullum & Golombok, 2004). Dieses Verhalten gilt als frauentypisch und erklärt, warum die Söhne feminine Verhaltensweisen aufzeigen, ohne typisch männliche Verhaltensweisen zu verlieren (Tucholski, 2010). Bei Kindern aus Regenbogenfamilien werden keine Abweichungen bezüglich geschlechtertypischer Aktivitäten ersichtlich, jedoch bewerten sie Abweichungen im Geschlechtsrollenverhalten weniger negativ als Kinder heterosexueller Mütter (Fulcher&Sutfin&Patterson, 2008). Diese Flexibilität lässt sich damit begründen, dass in gleichgeschlechtlichen Partnerschaften z.B. Frauen typisch männliche oder Männer typisch weibliche Aufgaben erledigen. Desweiteren sind nicht nur die Eltern für verfügbare gegengeschlechtliche Rollenbilder zuständig, sondern z.B. auch Großeltern, Lehrer, Freunde usw., denn Kinder beobachten und adaptieren diese (Tucholski, 2010).

Geschlechtspartner-Orientierung: Die sexuelle Orientierung einer Person und die Wahl ihrer Geschlechtspartner. Laut der durchgeführten Studie zu dem Thema von Bailey (1995) sind 90% der befragten Söhne von schwulen Vätern heterosexuell. Eine Verbindung zwischen der sexuellen Orientierung der Eltern und deren Einflüsse auf die Geschlechtspartner-Orientierung der Kinder ließ sich nicht bestätigen (zitiert nach Tucholski, 2010, S.51f). „Die angebliche Verführungsgefahr entspricht also absolut nicht der Realität." (Rauchfleisch, 1997, S.53). Zusammenfassend lässt sich aus den Ergebnissen ableiten, dass Entwicklungshemmnisse oder Fehlbildung bei Kindern homosexueller Eltern nicht zu erkennen sind. Bezogen auf die Geschlechtsidentität finden sich Abweichungen nur bezogen auf die Flexibilität der Geschlechtsrollenkonzepte.

4.2 Persönlichkeitsentwicklung

Weitere Einwände richten sich auf Entwicklungsprobleme, die durch Verhaltensauffälligkeiten und psychischen Beeinträchtigungen, wie Depression und Substanzenmissbrauch (Dundas & Kaufmann, 2000) ersichtlich werden sowie z.B. durch den verinnerlichten Männerhass von Lesben, welcher die Ignoranzn der Männlichkeit ihrer Söhne und die Sehnsucht der Töchter nach dem Männlichen herbeiführt; das fehlende Einfühlungsvermögen wirkt sich belastend auf die Jungendlichen aus (Amendt, 2002). Die Entwicklung eines Heranwachsenden umfasst die kognitive, körperliche und psychische Reifung, dieser ist ab 11/12 Jahren in der Lage sich komplex über sich selbst und weitreichende Zusammenhänge nachzudenken, dieses Können ist die Voraussetzung für die Identitätsentwicklung und eine wichtige Entwicklungsaufgabe des Jugendalters, welches durch den Beginn der Pubertät markiert wird (Tilmann, 2007). Der Jugendliche muss verschiedene Aufgabe bewältigen, z.B. gesellschaftliche Anforderungen, wie die Orientierung hin zu Gleichaltrigen; Kompetenzen, wie ein sozial angemessenes Verhalten usw. (Tucholski, S.10). Misslingen die Entwicklungsaufgaben durch Einflüsse einer Regenbogenfamilie misslingen? Landen die Jugendlichen aus einer gleichgeschlechtlichen Familie somit in eine Krise der Adoleszenz, die laut Erikson (1992) eine Identitätsdiffusion herbeiführt, welche wiederum für abweichendes Verhalten, wie Drogengebrauch und Straffälligkeiten, verantwortlich ist (zitiert nach Tucholski, 2010, S.54). Heranwachsende aus Regenbogenfamilien müssen dazu noch das Stigma der gleichgeschlechtlichen Eltern und das Integrieren der familiären Herkunft in das Selbstkonzept bewältigen. Patterson (1981) stellte bei Kindern zwischen vier und neun Jahren fest, dass sie sich im Vergleich zu Altersgenossen heterosexueller Eltern hinsichtlich der Ausbildung ihres Selbstkonzeptes nicht unterscheiden und keine Verhaltensprobleme aufweisen (zitiert nach Tucholski, 2010, S.55). Es kann somit nicht bestätigt werden, dass Heranwachsende aus Regenbogenfamilien häufiger an Verhaltens- und emotionalen Problemen leiden als Heranwachsende aus heterosexuellen Familien (Gartrell, Deck, Rodas, Peyser, 2005). Ebenso gibt es keine signifikanten Abweichungen im psychischen Wohlbefinden; interessant sind die Ergebnisse einer deutschen Studie, an dem Kinder und Jugendliche aus Regenbogenfamilien im Alter von 10-19 Jahren teilnahmen, die keine hohen Werte diesbezüglich nachweisen konnten (Rupp, 2009). „Alle Werte weisen darauf hin, dass sich der psychische Zustand der Heranwachsenden mit homosexuellen Eltern in Bereich dessen bewegt, was pathologisch anzusehen ist, somit also nicht auf eine Bedenklichkeit schließen lässt." (Tucholski, 2010, S.56). Eine nationale Datenerhebung über Jugendliche in den USA konnte die Bedenken in Bezug auf das abweichende Verhalten und den Zusammenhang zum Aufwachsen in einer Regenbogenfamilie nicht bestätigen (Patterson&Wainright, 2007). Die Entwicklungsprobleme von Kindern und Jugendlichen gleichgeschlechtlicher Eltern lassen sich also nicht bewahrheiten (Rupp, 2009). Rückblickend auf die Fragestellung lassen sich also keine Einflüsse von gleichgeschlechtlichen Eltern auf die Persönlichkeitsentwicklung ihrer Kinder feststellen.

4.3 Bindungsverhalten

Das Bindungsverhalten ist wichtig für die Entwicklung des Kindes, denn sie lässt nicht nur Rückschlüsse auf die Eltern-Kind-Beziehung schließen, sondern auch für die weitere Entwicklung, denn das Selbstbewusstsein des Kindes und das Autonomiebestreben werden dadurch bestimmt (Grossmann & Grossmann, 2004). Die Bezugsperson sollte verlässlich verfügbar sein und auf kindliche Bedürfnisse eingehen, das motiviert das Kind und es fühlt sich sicher, seine Umwelt zu erkunden und kann sich immer an die Bezugsperson zurück wenden, wenn es sich unsicher/bedroht fühlt. Das Zusammenspiel aus Explorationsverhalten und Rückversicherung durch die Bezugsperson, sorgt für ein selbstbewussteres Erkundungsverhalten. Eine konstant präsente Bezugsperson ist von hoher Bedeutung und es ist nicht von Relevanz welches Geschlecht die Bezugsperson besitzt (Tucholski,

2010). Die IFP-Studie überprüfte die Qualität der Eltern-Kind-Beziehung und kam zum dem Ergebnis, dass Kinder in Regenbogenfamilien den Höchstwert in den Kategorien ‚gelungene Individuation (Balance von Autonomie und Verbundenheit)' erreichten. Bei Kindern aus Regenbogenfamilien wurde festgestellt, dass diese ein höheres Selbstwertgefühl vorweisen als die Kinder in anderen Familienformen (Rupp, 2009). In einer Längsschnittstudie wurden Kinder erst im Grundschulalter, als Jugendliche bzw. Erwachsene untersucht und es wurde ersichtlich, dass die Beziehung zur lesbischen Müttern im Vergleich zu heterosexuellen Müttern und deren Partner nur im Aspekt der Positivität Abweichungen zeigen, denn Kinder von Regenbogenfamilien hatten deutlich bessere Werte (Tasker & Golombok, 1997). Die Ergebnisse betrachtend lässt sich der Entschluss daraus ziehen, dass weder die psychische Anpassung noch das Bindungsverhalten durch gleichge-schlechtliche Eltern negative Einflüsse nimmt.

5. Diskriminierung

Homosexualität ist keine Lebensform, die gesamtgesellschaftlich gleichwertig ne-ben anderen Lebensformen steht. Die Thematik der Homosexualität löst immer noch Widerstände aus, insbesondere wenn Kinder mit ins Spiel kommen (Gerlach, 2016). Homosexuelle werden immer noch diskriminiert; auch den Kindern bleibt dies nicht erspart. Schon in der Schule fängt das Problem bei pädagogischen Fachkräften an, die keine Kenntnisse über Regebogenfamilie haben, denn gleich-geschlechtliche Lebensweisen werden nicht standardgemäß in die Lehrpläne mi-teinbezogen. Die Folge davon ist ein verunsicherter Umgang mit Regenbogenfa-milien(Gerlach, 2016). Lehrer*innen diskriminieren diese Lebenskonstellation häu-fig bereits durch Nichtbenennung und das Fachpersonal in Beratungsstellen erachtet diese Lebensform nicht als relevant (Marx, 2011). Vorurteile finden sich sogar im Jugendamt wieder; nicht alle Mitarbeiter sind überzeugt davon, dass ho-mosexuelle Paare gute Pflegeeltern sein können (Irle, 2014). Bei einer Adoption gelten gleichgeschlechtliche Partnerschaften oft als Handicap. Selbst bei einer jahrelangen Partnerschaft, werden in der Realität meinst heterosexuelle Bewer-berpaare vorgezogen (Jungbauer, 2014). Wenn die Diskriminierung nun auf die kindliche Entwicklung bezogen wird, lässt sich daraus schlussfolgern, dass 47% der Kinder und Jugendlichen aufgrund von ihrer Lebenssituation Benachteiligung erfahren haben. Der Zusammenhang zwischen Diskriminierung und der Familienzugehörigkeit von Regenbogenkindern ist nicht von der Hand zu weisen. Rückbli-ckend auf das Bindungsverhalten und der Eltern-Kind-Beziehung wird deutlich, dass Kinder durch eine hohe emotionale Sicherheit zu den Eltern, die negativen Ausschläge der Werte für Depression und Aggressivität reduzieren können (Rupp, 2009). Kinder müssen ganz offen über ihre Familie erzählen können, denn sie möchten stolz auf diese sein; dies können sie jedoch nicht, wenn die Homosexua-lität der Eltern ein Tabuthema ist, das führt zu einer großen Belastung. Ein offener Umgang mit der eigenen Lebensform und Zufriedenheit ist unbedingt vonnöten (Gerlach, 2016). Gleichgeschlechtliche Paare sind sich ihrer besonderen Familien-form bewusst, daher richten die Eltern ihr Erziehungsverhalten besonders auf die Stärkung des Kindes aus. Manchmal sind gleichgeschlechtliche Paare auch in der Lage Schutzfaktoren zu schaffen durch das Auswählen z.B. eines Kindergartens, welcher nicht ein traditionell-konservatives Leitbild vertritt (Tucholski, 2010). Die Folgen der Diskriminierung sollten weder verschwiegen noch verharmlost werden, jedoch kommt es auf die Bewältigung dieses Problems an; Diesbezüglich lässt sich zusammenfassen „[…] dass die Kinder die Möglichkeiten haben, Bewälti-gungsstrategien zu entwickeln, um mit derartigen Problemen umzugehen." (Fthe-nakis, 2000, S.387) und wie bereits dargelegt wurde, neigen Kinder und Jugendli-che aus Regenbogenfamilie weder zu Straffälligkeiten und Drogenkonsum, noch erreichen sie bedrohliche Werte bezüglich psychischen Krankheiten, was dafür sprechen würde, dass die Last der Diskriminierung zu groß wäre, um es bewälti-gen zu können. Gleichgeschlechtlichen Eltern wird ein Zustand vorgeworfen, so-gar noch mit der Schuld belastet, obwohl sie diese weder selber bewirkt haben noch auf irgendeine Weise ändern können; sie sind nicht verantwortlich dafür, dass die Heterosexualität als einzig gültige Norm in unserer Gesellschaft festge-legt wurde.

6. Herausforderungen an die Soziale Arbeit

Aus den vorherigen Kapiteln wurde ersichtlich, dass gleichgeschlechtliche Eltern keinen Einfluss in Bezug auf die kindliche Entwicklung aus psychosozialer Sicht haben. Die Kinder machen jedoch Diskriminierungserfahrungen, genauso wie El-tern, die durch negative Reaktionen ihrer sozialen Umwelt entstehen und eine Be-lastung für die Betroffenen hervorrufen (Jungbauer, 2014). Wie kann die Soziale Arbeit hier miteinbezogen werden? Zum einen sind Beratungsmöglichkeiten und eine Selbsthilfegruppe essentiell. Unter den Inhaltspunkten dessen würde z.B. die Beratung bezüglich Trennungs- und Familienkonflikte fallen, da die Mehrheit aller Kinder in Regenbogenfamilien aus einer früheren heterosexuellen Beziehung stammt. Ressourcen für die Bewältigung einer Belastung sind von hoher Bedeutung; insbesondere ein offener und selbstbewusster Umgang mit der Homosexualität trägt viel zur seelischen Gesundheit aller Familienmitglieder bei, das wiederum stärkt die Funktionsfähigkeit der Familie. Durch dieses Selbstbewusstsein kann die Familie besser die Diskriminierung bewältigen und sich gegenseitig stärken(Jungbauer, 2014). Die Soziale Arbeit kann das in Form einer psychosozialen Beratungsstelle unterstützen und somit Bedürfnissen sowie Problemen, eine kompetente Beratung bieten (Funcke & Hildenbrand, 2009). Desweiteren können Sozialarbeiter*innen durch die Erziehungs- und Familienberatung Unterstützung leisten und die Entwicklung der Kinder sowie die Eltern bei ihrer Erziehung fördern (SGB VIII). Hänseleien erfahren Kinder und Jugendliche meist von etwa gleichaltrigen in der Schule und auch in dem Bereich kann die Soziale Arbeit im Rahmen der Schulsozialarbeit Unterstützung leisten, indem sie Beratungsangeboten sowie individuelle Förderung der Schüler*innen anbieten und sowohl für Opfer des Mobbingaktes zur Verfügung stehen als auch für Aufklärung bezüglich der zu Homosexualität sorgen. Jugendliche verwenden Wörter wie ,schwul' und ,lesbisch' im negativen Sinne; als Schulsozialarbeiter*in muss dagegen vorgegangen werden und den Jugendlichen erklärt werden, was die eigentliche Bedeutung des Wortes ist. Gegen homophobische Äußerungen sollte eingegriffen werden, damit die Betroffenen sich sicher fühlen und merken, dass es für Diskriminierungen jeglicher Art keine Toleranz gibt (Gerlach, 2016). Das Integrieren von Informationen zu homosexuellen Lebensweisen im Unterricht, sorgt dafür dass die Diskriminierung abnimmt und Kinder/Jungendliche mit Diskriminierungserfahrungen weniger abweichendes Verhalten und emotionale Beeinträchtigung aufzeigen (Tucholski, 2010). Sozialarbeiter*innen an der Schule können desweiteren auch Fortbildungsangebote für Lehrer*innen bezüglich Homosexualität und Regenbogenfamilien anbieten, das sorgt für Sichtbarkeit und Gleichberechtigung der Familienform. Auch organisierte Netzwerke für Regenbogenfamilie sind von hoher Bedeutung, damit sich diese finden, austauschen und sich nicht alleine fühlen (Gerlach, 2016); wie z.B. die Initiative lesbischer und schwuler Eltern (ILSE-Rhein-Neckar) oder der Lesben- und Schwulenverband (LSVD). Als Grundbaustein sollten jedoch Tole-

ranz und Akzeptanz gelten, denn das führt zu einem Regenbogenfamilie-
freundlichem Milieu und auch zu einer Veränderung in der gesamtgesellschaftli-
chen Situation. Insbesondere sollten Sozialarbeiter*innen im Jungendamt und anderen ähnlichen Positionen die Offenheit und den diskriminierungsfreien Umgang
wahren, denn im vorherigen Kapitel wurde dargelegt, dass Mitarbeiter*innen in
solchen Stellen diese Familienkonstellation als kaum relevant betrachten und vol-
ler Vorurteilen gegenüber treten. Sozialarbeiter*innen, die in Institutionen der Kirche arbeite, können durch präventive Angeboten gegen Diskriminierung eingreifen
und dazu beitragen, dass die Kirche in Erwägung zieht einen Imagewechsel vor-
zunehmen bzw. ein nicht so streng konservatives Leitbild zu vertreten und Raum
für Offenheit gegenüber alternativen Familienformen sowie der sexuellen Orientierung von Menschen schafft.

7. Ausblick

Die Frage, ob eine Regenbogenfamilie Einflüsse auf die Entwicklung des dort
aufwachsenden Kindes hat, wird kontrovers diskutiert. Zum einen gibt es Bedenken bezüglich der Geschlechtsidentität sowie der Persönlichkeitsentwicklung, aber
auch in Bezug auf die Qualität der Eltern-Kind-Beziehung. Die im Kapitel 4 aufge-
führten Ergebnisse lassen nicht darauf schließen, dass ein Kind, welches in einer
Regenbogenfamilie aufwächst, seine eigene Geschlechtsrolle nicht ausreichend
kennenlernt und somit an Orientierungs- Zugehörigkeitsproblemen leidet und
ebenfalls nicht durch die eigene Familienform homosexuell wird. Desweiteren ließ
sich ebenfalls nicht beweisen, dass die Kinder häufiger straffällig werden und zum
Substanzmissbrauch neigen. Es entspricht jedoch der Realität, dass Regenbogenfamilien, insbesondere ihre Kinder, Diskriminierungserfahrungen machen müssen.
Das wiederum führt durch die Beziehung zwischen den Kindern und den Eltern,
welches stark unter Bedenken steht, nicht zu einem Risikofaktor, denn ihre Bezie-
hungsqualität ließ nicht darauf schließen, dass sie instabil ist und somit können sie
die negativen Erfahrungen der Kinder ausgleichen und sie stärken. Bezugneh-
mend auf die Fragestellung lässt sich zusammenfassen, dass gleichgeschlechtliche Eltern keinen (negativen) Einfluss auf die Entwicklung des Kindes haben, welches bei ihnen aufwächst. Die gleichgeschlechtliche Elternschaft strikt sich nicht
auf entwicklungshemmenden Faktoren für das Kind zusammen und ihnen fehlt
nicht von Grund auf die Erziehungskompetenz. Es konnten keine Abweichungen

von Kindern, die in heterosexuellen Beziehungen aufwachsen, festgestellt werden im Hinblick auf ihre Entwicklung. Darüber hinaus ließ sich beobachten, dass Kinder aus Regenbogenfamilien flexiblere Geschlechterrollen haben. Die Begründung dafür ist die Aufgabenverteilung in einer gleichgeschlechtlichen Beziehung, die eher auf Gleichheit anstrebend verteilt ist. Infolgedessen weisen die Kinder eine größere Offenheit und Akzeptanz in Bezug auf Geschlechterrollen vor. Bei der Anfertigung dieser Arbeit ist mir aufgefallen, dass die Studien auf ihre Ergebnisse kommen, indem sie die Regenbogenfamilie und die Entwicklung der Kinder mit heterosexuellen Elternschaften vergleichen. Damit einher geht auch der voreilige Entschluss, dass nur gegengeschlechtliche Eltern die nötigen Erziehungskompetenzen aufweisen für eine gesunde Entwicklung des Kindes. Der Ansatz trägt in sich einen sehr diskriminierenden Kern, der viel zu wenig Platz für Offenheit und Akzeptanz lässt. Desweiteren sagt der Vergleich auch aus, dass jede Abweichung von der klassischen Bürgerfamilie als Defizit abgestempelt wird. Aber bedeutet Anderssein in unserer heutigen pluralistischen Gesellschaft denn gleich auch defizitär-sein? Auch die Bedenken dazu blicken aus einer eher intoleranten Perspektive auf die Regenbogenfamilie, wie z.B. dass Kinder eher homosexuell werden, wenn sie in einer Regenbogenfamilie aufwachsen; Damit wird impliziert, dass Homosexualität etwas krankhaft Falsches ist. Das erinnert an die diskriminierende Zeit vor dem Jahre 1994 als es noch den Paragraphen §175 im deutschen Strafgesetzbuch gab. Seit dem 01.10.2018 würde die ‚Ehe für Alle' zwar im deutschen Gesetz verankert; das ist ein großer Schritt zur Gleichberechtigung, aber dennoch gleicht eine Legalisierung nicht einer Normalisierung in der Gesellschaft und genau diesen Meilenstein müssen wir erreichen. Genau darin sehe ich die Chance der Sozialen Arbeit; sie versteht sich als Menschenrechtsprofession und hat die Aufgabe sich für soziale Gerechtigkeit einzusetzen. Durch Aufklärung wird es sogar den jüngeren Kindern möglich sein, die Homosexualität und diese Familienform nicht als negativ einzuordnen. Die Soziale Arbeit kann also zur Sichtbarkeit dieser Familienform und die dazugehörige Akzeptanz beitragen. Sehr wichtig ist auch, dass die Lehr- und Ausbildungspläne für pädagogische Fachkräfte reformiert werden. Es ist sehr wichtig, dass pädagogische Fachkräfte das nötige Wissen besitzen, um mit alternativen Familienformen gerechter umgehen zu können und dieses Wissen auch nach außen vermitteln können, was wiederum wichtig wäre für einen aufgeklärten und respektvollen Umgang miteinander.

II. Literaturverzeichnis

Allgemeine Erklärung der Menschenrechte (AEMR) idF vom 10.12.1948 (217 [III] A.).

Amendt, G. (2002). Kultur, Kindeswohl und homosexuelle Fortpflanzung. Leviathan, 30 JG Heft, 161-174.

Arbo, N. (1991) Ich habe ein Stück Geschichte mitgeprägt. In U. Streib (Hrsg.), Von nun an nannten sie sich Mütter – Lesben und Kinder (S. 159-168). Berlin: Orlanda Frauenverlag.

Bailey, J. M., Bobrow, D., Wolfe, M., Mikach, S. (1995). Sexual orientation of adult sons of gay fathers. Developmental Psychology, Vol 31 (19), 124-129.

Brewaeys, A., Dufour, S . Kentenich, H. (2005). Sind Bedenken hinsichtlich der Kinderwunschbehandlung lesbischer alleinstehender Frauen berechtigt? Journal für Reproduktionsmedizin und Endokrinologie, Vol 2 (1), 35-40.

Bürgerliches Gesetzbuch (BGB) idF vom 20.07.2017 (BGBl. I S. 2787).

Copur, E. (2009). Gleichgeschlechtliche Partnerschaften und Kindeswohl. Bern: Stämpfli Verlag.

Dundas, S. & Kaufmann, M. (2000). The Toronto Lesbian Family Study. Journal of Homosexuality, 40. Jg Heft 2, 65-75.

Erikson, E. H. (1953). Wachstum und Krisen der gesunden Persönlichkeit. Stuttgart: Ernst Klett Verlag.

Fthenakis, W. (2000). Gleichgeschlechtliche Lebensgemeinschaften und kindliche Entwicklung. In J. Basedow, K. J. Hopt, H. Kötz, P. Dopffel (Hrsg.), Die Rechtsstellung gleichgeschlechtlicher Lebensgemeinschaften (S. 351-391). Tübingen: Mohr Siebeck Verlag.

Fulcher; M., Sutfin, E. L., Patterson, C. J. (2008): Individual Differences in Gender Development. Sex Roles, Vol 57, 330-341.

Gartrell, N., Deck, A., Rodas, C., Peyser, H. (2005). Interviews With the 10-Year-Old Children. American Journal of Orthopsychiatry, Vol 75 (4), 518-524.

Gesetz zum Schutz von Embryonen (ESchG) idF vom 13.12.1990 (BGBl. I S. 2746) zuletzt geändert durch Artikel 1 des Gesetzes vom 21.11.2011 (BGBl. I S. 2228).

Grossmann, K. & Grossmann, K. E. (2004). Bindungen: Das Gefüge psychischer Sicherheit (3.Auflage), Stuttgart: Klett-Cotta.

Grundgesetz (GG) idF vom 13.07.2017.

Irle, K. (2014). Das Regenbogen Experiment. Weinheim und Basel: Beltz Verlag.

Jansen, E. & Steffens, M. C. (2006). Lesbische Mütter, schwule Väter und ihre Kinder im Spiegel psychosozialer Forschung. Verhaltenstherapie & psychosoziale Praxis, 38 Jg. Heft 3, 643-656.

Jungbauer, J. (2014). Familienpsychologie (2.Auflage). Weinheim und Basel: Beltz Verlag.

MacCullum , F. & Golombok, S. (2004). Children raised in fatherless families from infancy. Journal of Child Psychology and Psychiatry, Vol 45 (8), 1407-1419.

Marx, R. (2011). Familien und Familienleben: Grundlagenwissen für Soziale Arbeit. Weinheim und Basel: Beltz Juventa.

Mertens, W. (1994). Lebensform Homosexualität. Frankfurt am Main: Haag und Herchen Verlag.

Patterson, C. (1996): Lesbian mothers and their children. In J. Laird, R. J. Green, Lesbians and Gays in Couples and Families: A Handbook for Therapists (S. 420-437). San Francisco: Joessy Bass.

Patterson, C., Wainright, J. L. (2007) Adolescents with Same-Sex Parents In D. Brodzinsky, D. Kunz, A. Perman (Hrsg.), Lesbians and gay adoption : A new American reality. New York: Oxford University Press.

Rauchfleisch, U. (1997). Alternative Familienformen. Göttingen: Vandenhoeck und Ruprecht.

Perrin, E. C. (2002). Committee on Psychosocial Aspects of Children and Family Health. Technical Report: Coparent or Second-Parent Adoption by Same-Sex-Parents. Pediatrics, Vol. 109 (2), 341-344.

Rupp, M. (2009). Die Lebenssituation von Kindern in gleichgeschlechtlichen Lebensgemeinschaften. Köln: Bundesanzeiger Verlagsges.mbH.

Statistisches Bundesamt (2006). Leben und Arbeiten in Deutschland – Ergebnisse des Mikrozensus 1996 bis 2004. Wiesbaden: Statistisches Bundesamt.

Staub-Bernasconi, S. (2007). Soziale Arbeit: Dienstleistung oder Menschenrechtsprofession? Zum Selbstverständnis Sozialer Arbeit mit Seitenblick auf die internationale Diskussionlandschaft. In A. Lob-Hüdepohl & W. Lech (Hrsg.), Ethik Sozialer Arbeit. Ein Lehr- und Lesebuch (S. 27-36): Opladen u.a.: UTB.

Tasker, F. L., Golombock, S. (1997). Growing up in a Lesbian Familiy: Effects in Child Development. New York: The Guilford Press.

Tilmann, K. J. (2007). Sozialisationstheorien: Eine Einführung in den Zusammenhang von Gesellschaft, Institution und Subjektwerdung. Reinbek bei Hamburg: Rowohlt Taschenbuchverlag GmbH.

Tucholski, M. (2010). Kinder in Regenbogenfamilien. Saarbrücken: VDM Verlag Dr.Müller Aktiengesellschaft & Co. Kg.

Wainright, J. L., Russel, S. T., Patterson C., (2004). Psychosocial Adjustment, School Outcomers and Romantic Relationships of Adolescents with same sex parents. Child Development, Vol 75 (6), 1886-1889.

Wieners, T. (1999). Familientypen und Formen außerfamilialer Kinderbetreuung heute: Vielfalt als Notwendigkeit und Chance. Opladen: Leske + Budrich.

Zitelmann, M. (2001). Kindeswohl und Kindeswille im Spannungsfeld von Päda-
gogik und Recht. Münster: Votum Verlag.

BEI GRIN MACHT SICH IHR WISSEN BEZAHLT

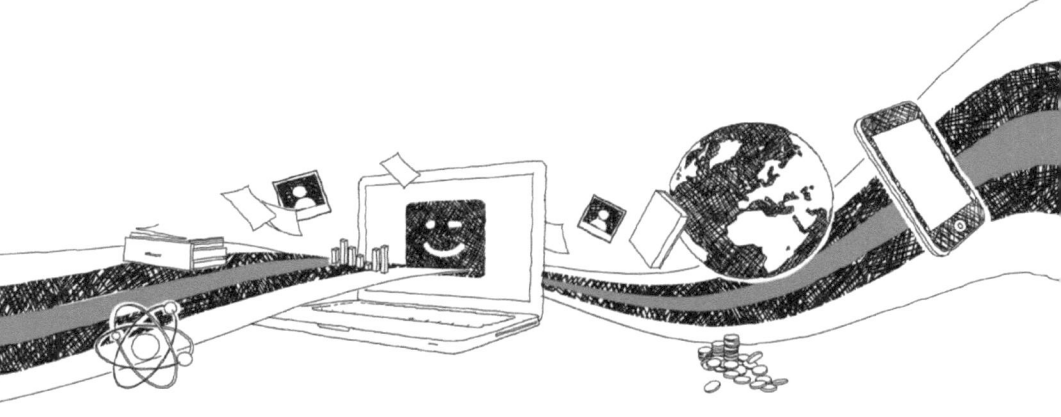

- Wir veröffentlichen Ihre Hausarbeit,
  Bachelor- und Masterarbeit

- Ihr eigenes eBook und Buch -
  weltweit in allen wichtigen Shops

- Verdienen Sie an jedem Verkauf

Jetzt bei www.GRIN.com hochladen
und kostenlos publizieren

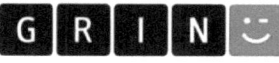